RECUEIL DE QUESTIONS

EXAMENS DE MÉDECINE

—

PREMIER EXAMEN DE DOCTORAT ET DE FIN D'ANNÉE

PRÉPARATIONS ANATOMIQUES. — STRUCTURE. — SITUATION ET RAPPORTS. — PHYSIOLOGIE. — HISTOLOGIE

DEUXIÈME ET DERNIÈRE SÉRIE

COMPRENANT **500** QUESTIONS

> Savoir la médecine et répondré aux examens
> sont choses différentes.
>
> (WEBER)

PARIS

DELAHAYE, LIBRAIRE ÉDITEUR

23, RUE DE L'ÉCOLE-DE-MÉDECINE

RECUEIL DE QUESTIONS

POSÉES AUX

EXAMENS DE MÉDECINE

RECUEIL DE QUESTIONS

POSÉES AUX

EXAMENS DE MÉDECINE

—

PREMIER EXAMEN DE DOCTORAT ET DE FIN D'ANNÉE

PRÉPARATIONS ANATOMIQUES. — STRUCTURE. — SITUATION ET RAPPORTS. — PHYSIOLOGIE. — HISTOLOGIE

DEUXIÈME ET DERNIÈRE SÉRIE

COMPRENANT **500** QUESTIONS

Savoir la médecine et répondre aux examens
sont choses différentes.

(WEBER)

PARIS

DELAHAYE. LIBRAIRE ÉDITEUR

23, RUE DE L'ÉCOLE-DE-MÉDECINE

RECUEIL DE QUESTIONS

POSÉES AUX

EXAMENS DE MÉDECINE

CHAPITRE PREMIER.

PRÉPARATIONS ANATOMIQUES.

1. D. Comment fait-on pour découvrir les carotides ?

R. Il faut diviser l'aponévrose et repousser le bord interne du sterno—mastoïdien en arrière.

2. D. Quelle est la direction de la carotide droite ?

R. Il faut pour la trouver tirer une ligne entre la branche du maxillaire inférieur et l'apophyse mastoïde, et faire tomber cette ligne sur l'extrémité *interne* de la clavicule.

3. D. Quelle est la direction de la carotide gauche ?

R. Il faut, pour la trouver, tirer une ligne entre la branche du maxillaire et l'apophyse mastoïde, et la faire descendre jusqu'à l'intervalle qui sépare les deux faisceaux du sterno — mastoïdien.

4. D. Comment découvre - t - on l'artère tibiale antérieure ?

R. Il faut la chercher dans le premier interstice musculaire, à partir de la crête du tibia.

5. D. Comment découvre-t-on la pédieuse ?

R. En suivant une ligne qui partirait du milieu de l'articulation tibio-tarsienne, et qui s'étendrait jusqu'à l'extrémité postérieure du premier espace interosseux.

6. D. Que faut-il faire pour la mettre à découvert ?

R. Il faut diviser deux plans éponévrotiques.

7. D. Comment est située l'arcade palmaire superficielle ?

R. En avant des muscles, des tendons, des nerfs de la paume de la main, elle est séparée de la peau de la main par l'aponé-

vrose palmaire et le muscle palmaire cutané.

8. D. Comment est situé le nerf crural et comment s'y prend ·on pour le découvrir dans
le creux poplité?

R. Il est situé sur la ligne médiane, et pour
arriver jusqu'à lui il faut inciser la couche
sous-cutanée et l'aponévrose.

9 D. Que rencontre-t·on à la région antérieure
de la cuisse, quand on procède de dehors
en dedans?

R. La peau, la couche graisseuse sous-cutanée,
l'aponévrose , le droit antérieur et vaste,
externe en dehors, et en dedans, le coutu-
rier, la saphène, la gaîne des vaisseaux fémoraux, le premier adducteur, le vaste
interne.

10. D. A la région postérieure que rencontre-
t-on ?

R. La peau, tissu cellulaire,—l'aponévrose,—
le droit interne,—troisième adducteur,—le
demi-tendineux,— biceps, — demi-membraneux, — vaisseaux fémoraux profonds,
le grand nerf sciatique.

11. D. Que trouve-t-on au pli du coude ?

R. La peau.— deux couches sous-cutanées,— une superficielle aréolaire où se dépose le tissu adipeux, et une profonde lamelleuse dans laquelle sont les vaisseaux et les nerfs sous-cutanés ; ensuite l'on trouve une aponévrose d'enveloppe, puis des couches musculaires.

12. D. Quelles sont les couches musculaires du pli du coude ?

R. Le long supinateur et les deux radiaux, les cinq muscles qui s'attachent à l'épitrochlée, le tendon du biceps et du brachial antérieur. Les masses musculaires interne, externe et médiane ont la forme d'un V.

13. D. Quelles sont les artères du pli du coude ?

R. L'humérale, qui se divise en radiale et cubitale, — récurrente radiale, — récurrente cubitale.

14. D. Quelles sont les veines du pli du coude ?

R. Radiale. — cubitale,—médiane, — médiane céphalique, médiane basilique, la céphalique et la basilique.

15. D. De la veine médiane céphalique ou de la

veine médiane basilique, quelle est celle des deux qui fournit le plus de sang?

R. C'est la médiane céphalique, parce qu'elle est la plus volumineuse, et ensuite à cause de ses communications directes avec le réseau profond.

16. D. Lorsque la médiane céphalique manque, quelle veine doit-on saigner?

R. La médiane basilique.

17. D. De quoi est accompagnée souvent la médiane céphalique?

R. Des filets du musculo cutané externe.

18. D. Où les nerfs cutanés sont-ils le plus multipliés au pli du coude?

R. C'est autour de l'épitrochlée.

19. D. Quels sont les lymphatiques que l'on rencontre au pli du coude?

R. Les superficiels et les profonds.

20. D. Où sont-ils le plus nombreux au pli du coude?

R. Dans le voisinage de l'épitrochlée.

21. D. Où se jettent les vaisseaux lymphatiques?

R. Dans les ganglions sus épitrochléens.

22. D. Quels sont les nerfs du pli du coude?

R. N. radial, N. médian, N. cutané interne et externe.

23. D. Quels sont les muscles que l'on trouve sous la couche aponévrotique de la région olécranienne ?

R. Triceps, — anconé, — cubital post.— tendons des muscles épitrochléens.

24. D. Quelles sont les artères de cette région?

R. Radiale post — cubitale postérieur.

25. D. Quels sont les nerfs de la région olécranienne?

R. Cubital.

26. D. Dans la gaine de quel muscle se trouve le cubital ?

R. Dans la gaine du triceps.

27. D. Où passe ensuite ce nerf?

R. Dans la gouttière épitrochléo olécranienne.

28. D. Quelle est la marche du nerf sciatique poplité externe ?

R. Il accompagne le biceps puis se porte à la partie antérieure de la jambe après avoir contourné la tête du péroné.

29. D. Par quoi est-il recouvert?

R. Par la peau, le tissu cellulaire, l'aponévrose, en haut; en bas il est sous cutané.

30. D. Où se fait la section de ce nerf?

R. Derrière la tête du péroné.

31. D. Qu'est-ce-que le nerf sciatique poplité interne?

R. C'est la continuation du grand nerf sciatique.

32. D. Quelle est sa marche?

R. Il est recouvert à son origine par les liga-
ments et l'aponévrose, il file entre les jumeaux ensuite et s'engage dans l'arcade
du soléaire après avoir passé au-dessous du
plantaire grêle.

33. D. Au creux poplité que trouve-t-on?

R. La peau, couche sous-cutanée, l'aponévrose;
en bas les jumeaux ; en dedans le demi-tendineux ; en dehors le biceps, plus profondément la veine et le demi-membraneux,
enfin plus profondément encore l'artère.

34. D. Où se trouve située l'artère poplitée ?

R. En haut, sur la face postérieure du fémur
(ou on la comprime), en bas contre le ligament postérieur.

35. D. Comment découvre-t-on l'artère poplitée
dans le triangle fémoral ?

R. L'on fait une incision dans la dépression
qui est au-dessus du condyle fémoral interne, la jambe étant fléchie l'on incise
alors la peau, l'aponévrose, l'on pénètre
entre le vaste interne et demi-membraneux
et l'on arrive sur l'artère.

36. D. Comment découvre-t-on l'artère linguale ?

R. Elle est située dans le triangle inférieur de
l'espace mylo hyoïdien.

37. D. De quoi se sert-t-on comme de point de re-
père dans la ligature de la linguale ?

R. L'on se sert du bord inférieur de la glande
sous-maxillaire.

38. D. Que faut-il faire pour trouver l'artère
linguale ?

R. Pour la trouver il faut découvrir et inciser
le muscle hypoglosse sur la sonde cannelée,
dessous est l'artère linguale et le nerf grand
hypoglosse.

39. D. Comment arrive-t-on sur le corps calleux ?

R. Faire deux incisions horizontales, l'une de
l'extrémité antérieure du corps calleux à

l'extrémité antérieure du cerveau, l'autre
de l'extrémité postérieure du corps calleux
à l'extrémité postérieure du cerveau ; intro-
duisez le doigt dans le sillon et l'on sépare
facilement le corps calleux de l'hémisphère
cérébrale.

CHAPITRE II.

STRUCTURE.

40. D. Combien de couches aux lèvres ?

R. Quatre couches : 1° musculaire ; 2° cutanée ;
3° muqueuse ; 4° glandulaire.

41. D. Quelles sont les couches que l'on trouve aux
joues ?

R. Cinq couches : 1° cutanée ; 2° cellulo-grais-
seuse ; 3° fibreuse ; 4° musculaire ; 5° muqueuse.

42. D. Combien de couches à la voûte palatine ?

R. Trois : 1° osseuse ; 2° muqueuse ; 3° glanduleuse.

43. D. Quelles sont les couches du voile du palais?

R. 1° aponévrotique; 2° musculaire (six de chaque côté); 3° glanduleuse; 4° muqueuse.

44. D. Quelle est la structure des amygdales?

R. 1° Muqueuse; 2° follicules clos; 3° vaisseaux, nerfs, tissu cellulaire.

45. D. Quelle est la structure des parotides?

R. 1° Enveloppe fibreuse; 2° substance propre divisée en lobes, lobules et acini; 3° conduits de stenon; 4° vaisseaux et nerfs.

46. D. Quelle est la structure du pharynx?

R. 1° Couche musculaire (quatre muscles); 2° couche fibreuse; 3° couche muqueuse; 4° glandes, vaisseaux, nerfs et tissu cellulaire.

47. D. Structure de l'œsophage?

R. 1° couche musculaire; 2° cellulo-fibreuse; 3° muqueuse; 4° vaisseaux, nerfs, glandes.

48. D. Quelle est la structure de l'estomac?

R. 1° Tunique séreuse (péritoine); 2° musculeuse; 3° tunique celluleuse (qui unit la tunique musculeuse et muqueuse); 4º tunique muqueuse.

49. D. Que contient la tunique musculeuse de l'estomac?

R. 1º Des fibres rayonnées ; 2º des fibres circulaires; 3º des fibres elliptiques.

50. D. Quelle est la structure de la muqueuse de l'estomac?

R. 1º Couche épithéliale; 2º chorion muqueux; 3º glandes; 4º tubes; 5º vaisseaux, nerfs, tissu cellulaire.

51. D. Quelle est la structure de l'intestin grêle?

R. 1º Tunique séreuse (péritoine); 2º musculeuse ; 3º celluleuse ; 4º muqueuse, de plus des valvulves conniventes, des villosités, des glandes, des vaisseaux et des nerfs.

52. D. Jusqu'où s'étendent les villosités de l'intestin grêle?

R. Depuis le pylore jusqu'à la valvulve iléocæcale.

53. D. Combien y a-t-il de villosités sur un centimètre carré?

R. Dix mille.

54. D. Quelle est la structure de ces villosités?

R. 1º Epithélium ; 2º substance propre ou granulée; 3º vaisseaux.

55. D. Quelles sont les glandes que l'on trouve dans l'intestin grêle?

R. 1ºGlandes en grappe de Brunner; 2º glandes tubuleuses ; 3º vésiculeuse de **Péyer**.

56. D. Quelle est la structure du gros intestin?

R. 1º Tunique muqueuse; 2º tunique celluleuse ; 3º tunique musculaire ; 4º séreuse.

57. D. Combien de couches renferme la tunique muqueuse du gros intestin, quelle est sa structure ?

R. 1º Couche épithéliale; 2º profonde; 3º tubuleuse ; 4º glanduleuse ; 5º vésiculeuse utriculiforme, des vaisseaux et nerfs.

58. D. Quelle est la structure du rectum ?

R. 1º Séreuse ; 2º musculeuse ; 3º celluleuse, muqueuse ; 5º vaisseaux et nerfs.

59. D. Quelle est la structure de la tunique musculeuse du rectum ?

R. 1º Fibres circulaires ; 2º fibres longitudinales qui se divisent en couche superficielle, moyenne, profonde.

60. D. Quelle est la structure du pancréas?

R. Le pancréas se compose 1° de lobes, lobules, acini; 2° d'un appareil excréteur; 3° de vaisseaux et nerfs.

61. D. Combien y a-t il de conduits excréteurs dans le pancréas?

R. Deux et des accessoires.

62. D. Par quoi les lobes et les lobules sont-ils unis entre eux?

R. Par du tissu cellulaire.

63. D. Comment s'appelle le conduit excréteur principal?

R. Le Wirsung.

64. D. Quelle est la structure du foie?

R. 1° Enveloppe séreuse; 2° enveloppe propre ou fibreuse; 3° tissu propre qui contient les lobules; 4° les canaux biliaires; 5° l'artère hépatique; 6° les nerfs; 7° les lymphatiques; 8° la veine ombilicale; 9° la veine porte; 10° veines hépatiques.

65. D. Quels sont les nerfs qui se rendent au foie?

R. Le plexus solaire et le pneumogastrique gauche et droit.

66. D. Comment les conduits biliaires communiquent-t-ils entre eux?

R. Par arcades, par anastomoses, soit transversalement, soit en convergeant.

67. D. Quelle est la structure des conduits biliaires ?

R. 1° Tunique externe (fibreuse) ; 2° tunique interne (épithéliale) ; 3° vasa aberrantia ; 4° glandes.

68. D. Quelle est la structure de la vésicule biliaire ?

R. 1° Séreuse ; 2° cellulo-fibreuse ; 3° muqueuse; 4° glandes ; 5° vaisseaux ; 6° nerfs.

69. D. Quelle est l'artère qui nourrit la vésicule biliaire ?

R. C'est l'artère cystique.

70. D. Quel est le nerf de la vésicule biliaire ?

R. Le plexus solaire.

71. D. Quelle est la structure de la rate ?

R. 1° Deux membranes : l'une séreuse, l'autre fibreuse; 2° substance propre; 3° corpuscules adhérents à l'artère; 4° vaisseaux ; 5° nerfs.

72. D. Quelle est l'artère qui nourrit la rate?

R. L'artère splénique.

73. D. Quel est le nerf qui va à la rate?

R. Le grand sympathique.

74. D. Comment s'appelle le parenchyme de la rate?

R. La pulpe splénique.

75. D. Quelle est la structure de la rétine?

R. 1° Membrane de Jacob ou couche des bâtonnets; 2° couche à noyaux ou granuleuse; 3° celluleuse ou ganglionnaire; 4° fibreuse; 5° cellulo-vasculaire.

76. D. Quelle est la structure de la choroïde?

R. 1° Couche externe celluleuse; 2° moyenne vasculaire; 3° interne cellules pigmentaires.

77. D. Quelle est la structure de l'iris?

R. 1° Couche séreuse; 2° fibreuse; 3° postérieure ou uvée.

78. D. Quelle est la structure de la sclérotique?

R. Une seule membrane fibro-élastique.

79. D. Que contient cette membrane?

R. Des noyaux.

80. D. Structure de la cornée?

R. 1° Couche épidermique; 2° couche moyenne; 3° couche profonde.

81. D. Qu'est- ceque la couche épidermique de la
cornée?

R. C'est la continuation de l'épithélium pavimenteux de la conjonctive.

82. D. Comment est la couche moyenne de la
cornée ?

R. Elle est fibreuse.

83. D. Comment les canaux spermatiques nais-
sent-ils?

R. Selon Müller, par des culs-de-sac; selon
d'autres, par des anses.

84. D. Après leur naissance que deviennent-ils?

R. Ils se pelotonnent, se groupent sous forme
de lobules d'où émergent les canalicules
séminifères qui pénètrent dans le corps
d'hygmore.

85. D. Par quoi sont séparés ces lobules?

R. Par des cloisons vasculaires formées d'artères et de veines.

86. D. Par où pénètrent les artères et les veines
dans le testicule?

R. Par le bord supérieur.

87. D. Comment les vaisseaux afférents se com-

portent-ils en sortant de la tunique albuginée ?

R. Ils se réunissent en un seul conduit, ils forment de nombreuses sinuosités pour cons-
tituer l'épididyme.

88. D. Structure de la pituitaire ?

R. 1° Tissu propre; 2° épithélium; 3° glandes ;
4° vaisseaux et nerfs.

89. D. Qu'est-ce que le tissu propre pituitaire ?

R. C'est le chorion muqueux.

90. D. Qu'a de remarquable l'épithélium pituitaire ?

R. Il est composé de cellules cylindriques avec
des cils vibratils.

91. D. Quelle est la structure des glandes pitui-
taires ?

R. Elles sont en grappes, en épi, elles ont un
conduit sécréteur et ont cent à cent cin-
quante lobules sur un centimètre carré.

92. D. Quelle est la structure des paupières?

R. Cinq couches : 1° peau; 2° musculeuse ;
3° fibro-cartilagineuse; 4° aponévrotique;
5° muqueuse, vaisseaux, nerfs et glandes.

93. D. Par quoi est formée la couche fibro-cartilagineuse de la paupière ?

R. Par les cartilages tarses.

94. D. Quelle est la structure de la verge ?

R. 1° Peau ; 2° tissu sous-cutané ; 3° gaîne
fibreuse propre ; 4° corps caverneux ;
5° spongieux.

95. D. Par quoi est constitué le corps caverneux ?

R. 1° Par un cylindre fibreux très-résistant ;
2° par un tissu spongieux ou érectile qui
le remplit.

96. D. Quelle est la structure de l'utérus ?

R. 1° Tissu propre ; 2° membrane externe ou
péritonéale ; 3° membrane interne ou muqueuse.

97. D. Hors l'état de grossesse, comment est le
tissu propre ?

R. Il est très-dense, résistant, et crie sous le
scalpel comme le ferait un cartilage ; il est
grisâtre.

98. D. Et pendant la grossesse, comment est-il ?

R. Il devient contractile comme du tissu musculaire.

99. D. Comment se dirigent les fibres du tissu

propre de la couche supérieure de l'utérus ?

R. Les unes sont verticales, les autres obliques, ascendantes et descendantes.

100. D. Comment se dirigent les fibres de la couche profonde de l'utérus ?

R. Elles sont circulaires.

101. D. Comment sont les fibres du col de l'utérus ?

R. Elles sont circulaires.

102. D. Comment se comporte la membrane externe ou péritonéale de l'utérus?

R. Elle recouvre les trois quarts de la face antérieure, toute la face postérieure, et adhère très-faiblement au niveau du col.

103. D. Quelle est la structure de la trompe d'Eustache ?

R. 1° Portion osseuse; 2° portion cartilagineuse; 3° portion fibreuse; 4° membrane muqueuse.

104. D. Dans quoi est creusée la portion osseuse ?

R. Dans le rocher.

105. D. Quelle est son étendue ?

R. Depuis la caisse du tympan jusqu'à l'épine du sphénoïde.

106. D. Quelle est sa longueur ?

R. 2 centimètres.

107. D. A quoi sert la portion fibreuse ?

R. A compléter le canal formé par la portion cartilagineuse.

108. D. Par quoi est remarquable la membrane muqueuse de la trompe d'Eustache?

R. Par le nombre des glandules mucipares qu'elle contient, ainsi que par ses nombreux vaisseaux lymphatiques.

109 D. De quoi la membrane muqueuse de la trompe d'Eustache est-elle la continuation ?

R. Elle est la continuation de la muqueuse des fosses nasales.

110. D. Quelle est la structure de la membrane du tympan ?

R. 1° Couche externe cutanée ; 2° couche moyenne fibreuse ; 3° couche interne muqueuse.

111. D. Quelle est la structure du vagin ?

R. 1° Membrane propre ; 2° tunique externe ; 3° membrane muqueuse ; 4° séreuse, qui tapisse une petite partie.

112. D. Comment est la membrane propre ?

R. Elle est semblable au tissu spongieux du corps caverneux; elle est fibreuse et érectile.

113. D. Comment est formée la tunique externe ?

R. Par du tissu dartoïque condensé.

114. D. Comment est la tunique muqueuse ?

R. Elle renferme des papilles très-développées, surtout à l'entrée du vagin.

115. D. Quelle est la structure du bulbe du vagin ?

R. C'est un corps caverneux qui est situé entre l'entrée du vagin et les racines du clitoris, et qui est recouvert par le muscle constricteur du vagin.

116. D. Quelle est la structure du derme ?

R. 1° Tissu fibreux élastique ; 2° des papilles avec ramifications nerveuses ; 3° des artères; des veines ; 4° des vaisseaux lymphatiques ; 5° des glandes sudorifères et sébacées ; 6° des bulbes pileux.

117. D. Quel est l'aspect des cellules de l'épiderme ?

R. Elles ont la forme de pavés ou mosaïques.

118. D. Quelle est la structure du nez ?

R. 1° Une portion osseuse (os propres et apophyse montante) ; 2° muscles ; 3° couche

cutanée; 4º couche muqueuse; 5º vaisseaux et nerfs; 6º portion cartilagineuse.

119. D. Quels sont les muscles du nez?

R. Le pyramidal, l'élévateur commun superficiel, l'élévateur commun profond, le
transverse, le myrtiforme.

120. D. Quels sont les cartilages du nez ?

R. 1º Le cartilage de la cloison; 2º les cartilages latéraux ; 3º le cartilage de l'aile du
nez; 4º accessoires.

121. D. Quelles sont les artères du nez?

R. 1º L'artère ophthalmique ; 2º la coronaire
supérieure (faciale).

122. D. Quelles branches fournit l'ophthalmique?

R. La nasale et l'ethmoïdale antérieure.

123. D. Où se jettent les veines du nez ?

R. Dans la veine faciale.

124. D. Où se rendent les vaisseaux lymphatiques
du nez?

R. Aux ganglions sous-maxillaires.

125. D. Quels sont les nerfs sensitifs du nez?

R. Le rameau nasal (de l'ophthalmique) et le
sous-orbitaire pour la sensibilité générale,

et le nerf olfactif pour la sensibilité spéciale.

126. D. Quel est le nerf moteur du nez ?

R. Le facial.

127. D. Quelle est la structure de l'ovaire?

R. 1º Tunique propre ; 2º tissu cellulaire très-vasculaire ; 3º vésicules de de Graaf ; 4º artères; 5º veines; 6º lymphatiques; 7º nerfs. (D'après Sappey, 2 portions : l'une bulbeuse, l'autre glanduleuse.)

128. D. Comment est la tunique propre de l'ovaire ?

R. Analogue à la tunique albuginée ; elle est recouverte par le péritoine, qui lui adhère intimement.

129. D. Que contient la vésicule de de Graaf?

R. L'ovule.

130. D. Quelles sont les artères de l'ovaire ?

R Les artères utéro-ovariennes.

131. D. Où se jettent les veines de l'ovaire ?

R. Dans la veine cave inférieure, à droite; à gauche, dans la veine rénale.

132. D. Où se rendent les lymphatiques de l'ovaire ?

R. Aux ganglions lombaires.

133. D. D'où viennent les nerfs de l'ovaire?

R. Du plexus rénal.

134. D. Quelle est la structure du corps thyroïde?

R. Il est composé d'une membrane fibreuse qui envoie des prolongements dans l'intérieur de la glande, et qui sert à diviser les cellules qui sont dans son intérieur.

135. D. Qu'y a-t-il dans ces cellules?

R. Un liquide jaunâtre et visqueux.

136. D. Le corps thyroïde a-t-il un canal excréteur.

R. Non.

137. D. Combien y a-t-il de couches dans la protubérance annulaire?

R. Deux couches : une couche supérieure composée de fibres longitudinales, et une couche inférieure plus considérable composée de fibres superposées, dont les unes sont alternativement longitudinales et transversales.

138. D. De quoi est composé le bulbe ?

R. Des pyramides antérieures, des olives, des faisceaux innominés, du bulbe, du corps rectiforme, des pyramides postérieures.

139. D. Quelle est la structure du cervelet?

R. 1º Substance grise à la superficie; 2º substance blanche au centre.

140. D. Quelle est la plus considérable de ces substances?

R. C'est la grise.

141. D. Par quoi est formée la substance blanche?

R. Par des lamelles que l'on peut séparer.

142. D. Que trouve-t-on au centre de chaque moitié du cervelet?

R. Le corps rhomboïdal enveloppé par une membrane jaunâtre.

CHAPITRE III.

SITUATION ET RAPPORTS.

143. D. Quels sont les rapports de l'estomac à sa face antéro-supérieure?

R. Avec le diaphragme—avec la face inférieure du foie. — la paroi anté. de l'abdomen—et les dernières côtes gauches.

2.

144. **D.** Quels sont les rapports de l'estomac à sa face postéro-inférieure?

R. Avec le pancréas, — avec le mésocôlon transverse, — avec les artères et veines mésentériques supérieures , — avec la troisième portion du duodénum.

145. **D.** Qu'est-ce qui sépare l'estomac de l'aorte ?

R. Le pancréas.

146. **D.** Quels sont les rapports de la grande cour-bure de l'estomac ou bord inférieur?

R. Avec le diaphragme, avec la paroi anté-rieure de l'abdomen , avec les deux der-nières côtes gauches , avec le mésocôlon transverse , avec les artères gastro-épi-ploïques.

147. **D.** Quels sont les rapports de la petite cour-bure ou bord supérieur de l'estomac?

R. Avec le plexus solaire, avec l'artère sto-machique, avec le tronc cæliaque, avec les ganglions lymphatiques, qui sont situés sur le trajet de l'artère coronaire stoma-chique.

148. **D.** Quels sont les rapports de la crosse de l'aorte dans sa portion horizontale ?

R. En avant avec le nerf phrénique, en arrière avec la fin de la trachée, et le com-
mencement de la bronche gauche, l'œsophage, le nerf récurrent, le canal thoracique, ganglions lymphatiques, rachis.

149. D. Quels sont les rapports de la portion verticale de la crosse de l'aorte?

R. Elle est recouverte par le feuillet séreux
du péricarde; — en avant elle est en rapport avec le sternum, — en arrière, avec la
branche droite de l'artère pulmonaire ; à
gauche, avec l'artère pulmonaire qui l'em-
brasse; à droite avec la veine cave sup.

150. D. Quelles sont les branches que donne la
crosse de l'aorte en haut?

R. Le tronc brachio-céphalique , la carotide
primitive gauche, sous-clavière gauche.

151. D. Quels sont les rapports de l'aorte thoracique?

R. Elle est située sur le côté gauche du rachis
dans le médiastin postérieur; ses rapports
sont en avant la bronche gauche, l'artère
et veines pulmonaires gauches; avec l'œ-
sophage qui, d'abord en arrière, passe en

avant ; en arrière avec le rachis, à gauche avec le poumon, à droite avec l'œsophage, la grande veine azygos, le canal thoracique.

152. D. Quels sont les rapports de l'aorte abdominale?

R. En avant avec le pancréas et le duodénum, en arrière avec le rachis, à gauche avec le feuillet gauche du mésenter, à droite avec la veine cave inférieure qui lui est parallèle.

153. D. Quels sont les rapports du tronc brachio-céphalique?

R. En dedans avec la carotide primitive gauche, — en avant avec le tronc veineux brachio-céphalique gauche, avec le thymus, avec les tendons des muscles sterno-thyroïdien et sterno-hyoïdien qui le séparent du sternum. — en arrière avec la trachée, — en dehors avec la plèvre qui le sépare du poumon droit.

154. D. Quels sont les rapports de la carotide primitive gauche dans sa portion thoracique?

R. En avant elle est croisée par le tronc veineux brachio-céphalique gauche; elle est en rapport aussi avec le muscle sterno-hyoïdien et le thyrohyoïdien qui la séparent du sternum ; en arrière elle est en rapport avec l'œsophage, l'artère sous-clavière et vertébrale gauche, avec la trachée; en dehors, avec la plèvre et le poumon gauche ; en dedans avec le tronc brachiocéphalique.

155. D. Quels sont les rapports de la carotide primitive droite en arrière dans la région cervicale?

R. En arrière avec le long du cou et le droit antérieur dont elle est séparée par l'artère thyroïdienne inférieure.

156. D. Quels sont les rapports de la carotide primitive droite en avant dans la région cervicale ?

R. Avec le sternomastoïdien, le pancréas, le sterno-hyoïdien, le sternothyroïdien, l'omoplatohyoïdien qui la recouvrent immédiatement, la veine thyroïdienne supérieure, la branche descendante du plexus cervical et la branche descendante du grand hypoglosse.

157. D. Quels sont les rapports de la carotide en dedans dans la région cervicale.

R. Avec la trachée, l'œsophage, le corps thyroïde, le pharynx et le larynx.

158 D. Quels sont les rapports de la carotide cervicale en dehors ?

R. Avec la veine jugulaire interne, le pneumogastrique et le grand sympathique.

159. D. Quels sont les rapports de la carotide externe en dedans et en haut?

R. Elle s'applique sur le pharynx, sur les muscles styloglosse et stylopharyngien et sur l'apophyse styloïde dans sa partie la plus élevée.

160. D. Quels sont les rapports de la carotide externe dans sa partie inférieure ?

R. Avec le peaucier et la peau.

161. D. Quels sont les rapports de la carotide interne en avant ?

R. Avec la carotide externe.

162. D. Quels sont les rapports de la carotide interne en arrière ?

R. Avec la colonne vertébrale et les muscles prévertébraux.

163. D. Quels sont les rapports de la carotide interne en dedans ?

R. Avec les parties latérales du pharynx et l'amygdale.

164. D. Quels sont les rapports de l'artère carotide interne en dehors ?

R. Avec les nerfs pneumogastriques glosso-pharyngiens, la veine jugulaire interne, le grand hypoglosse, qui, d'abord situé postérieurement par rapport à elle, lui devient ensuite antérieur et externe.

165. D. Avec quoi est-elle en rapport dans le sinus caverneux ?

R. Avec les nerfs de la sixième paire et tous ceux qui pénètrent dans l'orbite par la fente sphénoïdale.

166. D. Avec quoi est-elle en rapport en dedans de l'apophyse clynoïde antérieure ?

R. Avec le nerf optique qu'elle croise perpendiculairement.

167. D. Quels sont les rapports de la sous-clavière portion droite en dedans des scalènes ?

R. Avec la carotide primitive correspondante.

168. D. Quels sont les rapports de la première portion de la sous-clavière droite en dehors ?

R. Avec le feuillet droit du médiastin qui la sépare du poumon.

169. D. Avec quoi la première portion de l'artère sous-clavière droite est-elle en rapport en avant ?

R. Avec l'extrémité interne de la clavicule, avec les nerfs pneumogastrique, phrénique, grand sympathique, avec l'articulation sterno-claviculaire et les muscles sterno-thyroïdiens, sterno-hyoïdiens.

170. D. Quels sont les rapports de la première portion de la sous-clavière à gauche ?

R. Avec la plèvre et les poumons, le pneumogastrique, grand sympathique, phrénique gauche.

171. D. Comment la veine sous-clavière croise-t-elle l'artère sous-clavière ?

R. A angle droit.

172. D. Quels sont les rapports de la sous-clavière depuis les scalènes jusqu'à la clavicule ?

R. En arrière, avec plexus brachial ; en haut, avec peaucier et aponévrose cervicale, la

peau et l'artère scapulaire supérieure ; en
bas, avec la première côte ; en avant, avec la
clavicule, dont elle est séparée par le muscle
sous-clavier et veine sous-clavière.

173. D. Quels sont les rapports de la sous-clavière
dans sa portion comprise entre les scalènes ?

R. En haut, elle correspond à l'intervalle des
deux scalènes ; en arrière, avec le plexus
brachial ; en avant, avec le scalène antérieur qui la sépare de la veine sous-clavière ;
enfin elle repose sur le tiers moyen de la
première côte dans une gouttière creusée
entre les deux tubercules.

174. D. Quels sont les rapports de l'artère axillaire
en avant ?

R. Avec grand pectoral, petit pectoral et sous-
clavier.

175. D. Quels sont les rapports de l'artère axillaire
en dedans ?

R. Avec la première côte et le premier espace
intercostal, puis elle est ensuite séparée du
thorax par le creux axillaire et est en rapport avec la peau et l'aponévrose du creux
de l'aisselle.

176. D. Quels sont les rapports de l'artère axillaire
en arrière ?

R. Elle est située dans l'intervalle qui sépare
le grand dentelé du sous-scapulaire; elle
est en rapport plus bas avec le grand rond
et grand dorsal.

177. D. Pour découvrir l'artère axillaire dans le
creux de l'aisselle, que faut-il faire?

R. Il faut la chercher entre le nerf radial et
cubital.

178. D. Pour faire la ligature de l'artère axillaire,
que faut-il faire ?

R. Il faut refouler en dehors et en bas les veines céphalique et acromiale.

179. D. D'où naît la circonflexe postérieure ?

R. De la partie postérieure de l'axillaire.

180. D. Avec quoi s'anastomose-t-elle ?

R. Avec la circonflexe antérieure.

181. D. Qu'est-ce qui accompagne l'artère circonflexe postérieure dans toute son étendue?

R. La veine et le nerf circonflexe.

182. D. Par quoi est recouverte l'artère linguale
dans sa portion oblique?

R. Par le digastrique, le nerf grand hypoglosse
et le muscle stylo-hyoïdien.

183. D. Quel est son trajet sous la langue et ses
rapports?

R. Elle est en rapport en dedans avec le génio-
glosse, en dehors avec le lingual-infé, en
bas avec le nerf lingual et la muqueuse.

184. D. Quelles sont les branches collatérales de
l'artère linguale ?

R. Le rameau sushyoïdien, le sublingual, le
dorsal de la langue et branches terminales.

185. D. Comment s'appelle la branche terminale de
l'artère linguale ?

R. L'artère ranine qui fournit des rameaux
aux papilles de la langue et des rameaux
internes et externes.

186. D. Quels sont les rapports de l'artère faciale
dans sa portion cervicale en dehors?

R. Avec la peau, le peaucier, le digastriquè, le
stylo-hyoïdien, le nerf grand hypoglosse ;
en dedans avec la glande sous-maxillaire.

187. D. Quels sont les rapports de l'artère faciale
dans sa portion faciale?

R. Avec la peau, le tissu cellulaire, le peau-

cier, le grand et petit zygomatique, le buccinateur etl'élévateur de la lèvre supérieure,
enfin la branche du maxillaire inférieur.

188. D. Quels sont les rapports de l'artère radiale
à l'avant-bras eu arrière ?

R. Avec rond pronateur, court supinateur, fléchisseur superficiel des doigts, fléchisseur
propre du pouce, carré pronateur, radius.

189. D. Quels sont ses rapports en avant?

R. Avec l'aponévrose.

190. D. Quels sont ses rapports en dedans ?

R. Avec veine radiale interne, rond pronateur
et grand palmaire.

191. D. Quels sont ses rapports en dehors?

R. Avec la veine radiale externe, le nerf radial tiers moyen, le long supinateur.

192. D. Comment est située l'artère cubitale au
poignet ?

R. Elle est située au-devant du ligament
annulaire antérieur du carpe.

193. D. Quels sont les rapports de l'artère radiale
au poignet ?

R. En dedans avec scaphoïde trapèze et le ligament latéral externe; en dehors avec les tendons du grand extenseur du pouce, le grand abducteur et le court extenseur.

194. D. Quels sont les rapports de l'artère cubitale dans la paume de la main ?

R. Elle est placée transversalement sur les tendons des fléchisseurs.

195. D. Quels sont les rapports de l'artère radiale à la paume de la main?

R En avant avec les tendons des fléchisseurs superficiels et profonds, et les lombricaux.

196. D. Quels sont les rapports de l'artère radiale dans sa portion antibrachiale?

R. Avec grand palmaire, nerf médian, rond pronateur, palmaire grêle, fléchisseur superficiel, dans son tiers inférieur avec aponévrose et peau.

197. D. Comment se comporte le nerf médian par rapport à l'artère cubitale ?

R. Il la croise à angle très-aigu.

198. D. Quels sont les rapports de l'artère cubitale (portion antibrachiale) en dedans?

R. Avec le muscle cubital antérieur et nerf cubital.

199. D. Quels sont les rapports de l'artère cubitale (portion antibrachiale) en dehors?

R. Avec bord interne du fléchisseur superficiel des doigts qui la recouvre supérieurement.

200. D. Quels sont les rapports de l'artère cubitale (portion antibrachiale) en arrière?

R. Avec brachial antérieur, fléchisseur profond des doigts et carré pronateur.

201. D. Quels sont les rapports de l'artère iliaque primitive en avant?

R. Elle est en rapport avec le péritoine, l'uretère, l'artère spermatique.

202. D. Sur quoi repose-t-elle en arrière?

R. Sur la cinquième vertèbre lombaire et psoas, sur de nombreux vaisseaux lymphatiques, les veines iliaques primitives.

203. D. Quels sont les rapports de l'artère iliaque externe?

R. En avant, péritoine et intestin ; en arrière, avec psoas et la veine iliaque ; en bas, avec la veine circonflexe iliaque ; en haut, avec uretère.

204. D. Quels sont les rapports de l'artère épigastrique (portion descendante)?

R. En bas, avec veine iliaque; en haut, avec péritoine, qui lui fournit une gaîne.

205. D. Quels sont les rapports de l'artère épigastrique dans sa portion ascendante?

R. En dehors, à l'orifice supérieur du canal inguinal ; alors elle occupe le côté interne du collet.

206. D. Quand il y a hernie inguinale externe, où l'artère épigastrique est-elle située?

R. Elle est située au côté interne du collet du sac.

207. D. Où est située l'artère épigastrique dans sa portion verticale?

R. Entre le muscle droit et sa gaîne, puis elle pénètre dans ce muscle.

208. D. Quels sont les rapports de l'artère fémorale dans le triangle de Scarpa en avant?

R. Elle est en rapport avec l'aponévrose crurale qui la recouvre immédiatement.

209. D. En arrière, sur quoi repose l'artère fémorale?

R. Sur l'éminence iléo-pectinée.

210. D. Par quoi en est-elle séparée?

R. Par le psoas, le fascia iliaca.

211. D. Quels sont les rapports de l'artère fémorale
dans l'anneau crural?

R. L'artère est à l'angle antérieur et externe,
la veine est dans l'angle postérieur, les
vaisseaux lymphatiques entourent l'artère
et la veine; la veine, l'artère et les vais-
saux adhèrent entre eux par du tissu cellulaire serré, et ils sont contenus dans une
gaîne aponévrotique que l'on doit inciser
quand on veut faire la ligature de l'artère;
le nerf crural occupe le côté externe de l'artère, dont il est séparé par le fascia iliaca.

212. D. Par quoi est accompagnée l'artère poplitée?

R. Par la veine poplitée, le nerf sciatique poplité interne.

213. D. Comment est située la veine poplitée par
rapport à l'artère poplitée?

R. En arrière dans toute son étendue.

214. D. Comment est situé le nerf poplité externe
par rapport à l'artère poplitée?

R. Il longe son côté externe, et se place ensuite
en arrière.

215. D. Où se fait la ligature de l'artère poplitée?

R. Dans l'interstice des jumeaux.

216. D. Sur quoi repose l'artère tibiale antérieure
dans ses trois quarts supérieurs?

R. Elle repose sur le ligament interosseux et
dans son quart inférieur sur le tibia.

217. D. Avec quoi l'artère tibiale antérieure est-elle
en rapport en dehors?

R. Avec le long extenseur commun des or-
teils, avec extenseur propre du gros orteil
et avec le nerf tibial antérieur.

218. D. Quels sont les rapports de l'artère tibiale
antérieure en dedans?

R. Avec le jambier.

219. D. Où se fait la ligature de l'artère tibiale
antérieure?

R. Il faut la chercher dans le premier interstice musculaire à partir de la crête du
tibia.

220. D. Quels sont les rapports de l'articulation
coxo-fémorale?

R. En dedans, avec pectinée et obturateur
externe; en dehors, avec petit fessier; en
arrière, avec jumeaux, obturateur interne
et pyramidal; en avant, avec artère fémorale, psoas iliaque, droit antérieur.

221. D. Quels sont les rapports de la veine et de
l'artère fémorale dans l'anneau crural?

R. La veine est en dedans, l'artère est en dehors.

222. D. Quels sont les rapports de l'artère spermatique par rapport au canal déférent?

R. Elle est recouverte par les vaisseaux lymphatiques et les veines spermatiques.

223. D. Quels sont les rapports de l'artère funicu-
laire par rapport au canal déférent?

R. Elle est située au-devant du canal déférent.

224. D. Avec quoi les reins sont-ils en rapport?

R. Leur face postérieure est en rapport avec
le carré des lombes, le psoas et le diaphragme; leur face antérieure est recouverte par le péritoine et côlon lombaire;
le rein droit est en rapport avec le foie et
le duodénum, le gauche avec l'estomac et
la rate.

225. D. Quels sont les rapports de la trachée, à la
région cervicale ?

R. Sur les côtés, avec pneumogastrique et carotide primitive; en arrière, avec l'œsophage; en avant, avec le corps thyroïde,

le sterno-thyroïdien et le plexus veineux thyroïdien.

226. **D.** Quels sont les rapports de la prostate ?

R. Face inférieure, avec le rectum ; face supérieure, avec la vessie ; parties latérales, avec le releveur de l'anus.

227. **D.** Quels sont les rapports du pancréas en avant?

R. Arrière-cavité des épiploons, estomac, foie et duodénum, artère gastro-épiploïque.

228. **D.** Quels sont les rapports du pancréas en arrière?

R. Piliers du diaphragme, aorte, capsule surrénale, veine porte, veine cave, vaisseaux spléniques.

229. **D.** Quels sont les rapports du pharynx à sa face externe ?

R. Il est en rapport, en arrière, avec les six premières vertèbres cervicales; sur les côtés, avec la veine jugulaire interne, carotides interne et externe; avec carotide primitive, ganglions lymphatiques; avec le spinal glosso-pharyngien, hypoglosse, pneumogastrique, grand sympathique et parotides.

230. D. Quels sont les rapports du pharynx dans sa face interne ?

R. La trompe d'Eustache, les amygdales et piliers postérieurs, l'épiglotte, os hyoïde et cartilage thyroïde, l'orifice postérieur des fosses nasales, face dorsale de la langue, face supérieure du voile du palais, l'orifice supérieur du larynx.

231. D. Quels sont les rapports de l'œsophage dans sa portion thoracique ?

R. Avec la carotide primitive, avec canal thoracique et veine azygos, avec trachée, avec la face postérieure du cœur.

232. D. Où est situé l'œsophage dans sa portion thoracique?

R. Dans le médiastin postérieur.

233. D. Quels sont les rapports de l'œsophage dans sa portion cervicale?

R. Avec la trachée, avec la dernière vertèbre cervicale et la première dorsale, avec corps thyroïde, nerf récurrent, carotide primitive, artère thyroïde inférieure.

234 D. Quels sont les rapports de la première portion du duodénum?

R. Face inférieure du foie (lobe carré), col de vésicule biliaire, tronc de veine porte, artère gastro-épiploïque droite et hépatique, épiploon gastro-hépatique, extrémité de l'arc transverse du côlon.

235. D. Quelle est la longueur de la première portion du duodénum ?

R. 5 centimètres.

236. D. Quelle est la longueur de la deuxième portion du duodénum ?

R. 7 centimètres.

237. D. Quels sont les rapports du côlon ascendant ?

R. Carré des lombes et rein droit, circonvolutions de l'intestin grêle qui le sépare de la paroi de l'abdomen.

238. D. Quels sont les rapports de la portion transverse du côlon ?

R. Avec face inférieure du foie, avec grande courbure de l'estomac, avec la rate, avec les circonvolutions de l'intestin grêle, avec le grand épiploon, avec mésocôlon transverse.

239. D. Quels sont les rapports du rectum dans sa première portion ?

R. Il est recouvert, dans sa première portion,

en avant, par les circonvolutions qui le séparent de la face postérieure de l'utérus et
de la vessie.

240. D. Quels sont les rapports du rectum dans sa
deuxième portion ?

R. Il repose sur le sacrum, le muscle pyramidal, ischio-coccygien et le coccyx (chez
l'homme); il est en rapport avec la partie
postérieure et inférieure de la vessie, le bas-
fond de la vessie, les canaux déférents et
vésicules séminales.

241. D. Quels sont les rapports de la troisième portion du rectum chez l'homme ?

R. Avec sommet de prostate et portion mem-
braneuse de l'urètre ; elle est enveloppée
par le sphincter.

242. D. Quels sont les rapports du foie à sa face inférieure, à gauche?

R. Avec la face antérieure et bord supérieur
de l'estomac, avec l'épiploon gastro-hépatique et le pancréas.

243. D. Quels sont les rapports de la face inférieure
du foie dans sa portion droite?

R. Avec côlon, rein droit, capsule surrénale droite.

244. D. Quels sont les rapports du foie dans sa face supérieure ?

R. Avec diaphragme, la base du poumon et la paroi de l'abdomen.

245. D. Quels sont les rapports du foie dans sa région moyenne ?

R. Avec duodénum, les piliers du diaphragme, le pancréas, la petite courbure de l'estomac, le cardia.

246. D. Quels sont les rapports de la vessie en avant?

R. Symphyse pubienne et obturateur interne, et paroi abdominale si elle est pleine.

247. D. Quels sont les rapports du bas-fond de la vessie chez l'homme?

R. Avec rectum, vésicules séminales, canaux déférents, cul-de-sac recto-vésical, aponévrose pelvienne, muscle releveur de l'anus.

248. D. Quels sont les rapports de la vessie (faces latérales) ?

R. Recouverte par péritoine, et canaux déférents chez l'homme.

249. D. Quels sont les rapports de la vessie en arrière?

R. Chez l'homme, avec péritoine et rectum;
chez la femme, avec utérus.

250. D. Quels sont les rapports de la veine porte?

R. Avec artère hépatique, canal cholédoque,
tête du pancréas, deuxième portion du
duodénum, arrière-cavité des épiploons ou
hiatus de Winslow.

251. D. Quels sont les rapports du cœcum?

R. Il est en rapport avec l'épine iliaque antérieure et supérieure, avec le bord externe
de l'intestin grêle et psoas, avec l'aponévrose iliaque, et avec la paroi abdominale
quand il est plein.

CHAPITRE IV.

PHYSIOLOGIE.

252. D. Quelle est l'odeur du sang?

R. *Sui generis* caractéristique.

253. D. Quelle est sa saveur?

R. Salée, un peu nauséeuse.

251. D. Quelle est sa réaction ?

R. Toujours alcaline

255. D. Quelle est sa pesanteur spécifique à 15° ?

R. 1,050 à 1,058.

256. D. Qu'est-ce que devient le sang à l'état de repos ?

R. Il se sépare en deux parties : une liquide, sérum ; l'autre solide, composée de fibrine et de globules rouges et blancs (caillot).

257. D. Quelle est sa composition ?

R. 1° Substance albuminoïde (fibrine, albumine) pour la rénovation des tissus ; 2° principe sucré ; 3° matières grasses pour la respiration et la chaleur ; 4° éléments minéraux et salins.

258. D. Par quoi est composé le sérum du sang ?

R. En majeure partie d'albuminate de soude mélangé avec du sel marin et du phosphate de soude.

259. D. Sur 1,000 grammes de sérum, combien y a-t-il d'albumine sèche ?

R. 80 grammes.

260. D. Qu'est-ce que la globuline ?

R. Elle constitue les globules, unie à l'hématosine ou matière colorante du sang.

261. D. Qu'est-ce qui compose l'hématosine?

R. L'oxygène, l'hydrogène, le carbone, l'azote;
elle renferme 7 pour 100 de son poids de
fer.

262. D. Combien les globules rouges du sang ren-
ferment-ils d'hématosine?

R. 17 pour 100.

263. D. Pour 200 globules rouges, combien trouve-
t-on de globules incolores?

R. Un globule incolore.

264. D. Comment sont les globules blancs?

R. Ils sont sphériques; ils paraissent être des
globules de chyle et de lymphe qui n'ont
point encore disparu.

265. D. Dans 1,000 grammes de sang, combien y
a-t-il de globules desséchés.

R. 130 grammes.

266. D. Quelles sont les matières grasses du sang?

R. La séroline, cholestérine, acides margarique
et oléique, oléate et margarate de soude,
matières grasses phosphorées.

267. D. Dans 1,000 grammes de sang, combien y
a-t-il de matières grasses?

R. 2 à 3 grammes; 12 à 18 grammes dans la
période digestive.

268. D. Quelles sont les matières extractives du
sang?

R. Créatinine (transformation de la créatine);
sont des produits d'excrétion.

269. D. Combien y a-t-il d'urée dans le sang?
R. 0,018.

270. D. Quels sont les principes minéraux du
sang?

R. Fer, chlorure de sodium, phosphate de
chaux, sulfate de potasse, phosphate de
soude, chlorure de potassium, carbonate
de soude.

271. D. A quoi sert le phosphate de soude?

R. Il facilite l'absorption de l'acide carbonique
du sang veineux et son élimination de l'organisme.

272. D. Que contient en dissolution et en suspension
le plasma?

R. La fibrine, l'albumine, globuline, caséine,
hématosine, glycose, albuminose;—des ma-

tières grasses qui sont : oléine, margarine, oléate et margarate de soude, cholestérine, séroline, graisse phosphorée; —
matières extractives : créatine, créatinine;
de plus, urée, acides urique, hypurique, lactique, butyrique, acétique combinés avec la
soude; — des sels : phosphaté, sous-carbo-
nate, chlorydrate de soude, phosphate,
sous - carbonate de chaux, chlorhydrate,
sulfate de potasse; de plus, fer, manga-
nèse, soude libre; — gaz : oxygène, azote,
acide carbonique.

273. **D.** Quel est le rapport de l'oxygène à l'acide
carbonique dans le sang artériel?

R. 38 d'oxygène pour 100 d'acide carbonique.

274. **D.** Combien le sang veineux, sur 100 parties,
contient-il d'oxygène?

R. 22.

275. **D.** Quelle est la proportion de l'azote dans les
deux sangs?

R. Elle est toujours en quantité moindre que
l'oxygène et l'acide carbonique.

276. **D.** Comment est exhalé l'azote?

R. A l'état libre par le poumon.

277. D. D'où provient-il ?

R. Soit de la destruction d'une certaine proportion de substances azotées du sang ou
d'une transformation des matières alimen-
taires azotées ou produits ternaires.

278. D. Comment l'azote est-il expulsé à l'état de
combinaison et sous quelles formes d'acides ?

R. Acides cholique, choléique par le foie ; hy-
dratique par la peau ; d'urée, d'acide urique,
hypurique par les reins.

579. D. Quel est le principal émonctoire de l'azote ?

R. Les reins.

280. D. Comment la production de l'urée a-t-elle
lieu dans le rein ?

R. Comme la production de l'acide carbonique
dans les capillaires ; car le rein est à l'urée
ce que le poumon est à l'acide carbonique,
un organe d'élimination.

281. D. Qu'est-ce que la combustion au point de
vue physiologique ?

R. Qu'elle soit lente ou rapide, elle est la
combinaison de l'oxygène avec un autre
corps.

282. D. Qu'arrive-t-il dans le choléra et le scorbut, quant au sang?

R. Les chlorures augmentent beaucoup, et l'absorption d'oxygène et d'acide carbonique est diminuée.

283. D. Combien un équivalent de phosphate de soude absorbe-t-il d'acide carbonique à l'état de combinaison ?

R. Ce qu'absorberaient deux équivalents de carbonate de soude.

284. D. Qu'arrive t-il dans les cas pathologiques où la combustion paraît altérée ?

R. La quantité de phosphate et de carbonate de soude est diminuée.

285. D. Quelle est la proportion entre l'oxygène fixé dans les globules et le volume dissous dans le sérum ?

R. Le volume d'oxygène fixé dans les globules est vingt-cinq fois plus considérable.

286. D. A quoi servent donc les globules?

R. Ils sont les régulateurs de la respiration.

287. D. Sur 1,000 grammes de sang, que trouve-t-on?

R. 127 grammes de globules, 3 grammes de

fibrine, 70 grammes d'albumine, 790 grammes d'eau, 10 grammes de sels.

288. D. Combien de cubes d'air l'homme adulte
introduit-il dans ses poumons par jour ?

R. 9 mètres cubes.

289. D. Combien ces 9 mètres cubes expirés renfer-
ment-ils d'acide carbonique ?

R. 4 pour 100.

290. D. Quand a lieu surtout le dicrotisme ?

R. Quand la tension artérielle est plus faible.

291. D. Que produit la tension artérielle par rapport au pouls ?

R. Elle entraîne des changements dans la
forme du pouls.

292. D. Comment est l'amplitude de la pulsation ?

R. En raison inverse de la tension artérielle.

293. D. Qu'arrive-t-il par rapport à la tension après
une saignée ?

R. Elle diminue.

294. D. Qu'arrive-t-il aux battements du cœur
quand la tension artérielle est élevée ?

R. Les battements du cœur sont moins fré-
quents.

295. D. La force du pouls augmente-t-elle quand la tension baisse ?

R. Elle augmente.

296. D. Que produit la paralysie des nerfs vaso-moteurs ?

R. Elle détermine l'élévation de la température et la dilatation des vaisseaux.

297. D. Si l'on coupe les filets du grand sympathique, qu'arrive-t-il ?

R. Les vaisseaux se dilatent.

298. D. Si l'on coupe les filets du lingual, que deviennent les vaisseaux ?

R. Ils se resserrent.

299. D. Si l'on coupe la corde du tympan, qu'arrive-t-il ?

R. L'hypersécrétion de la glande sous-maxillaire ; la salive est très-abondante.

300. D. Que devient la glande parotide si l'on coupe les filets du rameau auriculo-temporal de la branche maxillaire inférieure ?

R. Les vaisseaux de la glande parotide se dilatent.

301. D. Pourquoi produit-on le diabète quand on pique le quatrième ventricule ?

R. C'est parce que le pneumogastrique agit comme vasomoteur du foie.

302. D. Quel est le diamètre des globules sanguins?

R. 1/130me de millimètre.

303. D. Le volume du globule rouge est-il plus grand dans l'embryon que chez l'adulte?

R. Il est plus grand chez l'embryon.

304. D. Que deviennent les globules avec le perfectionnement de l'organisme?

R. Ils s'amoindrissent.

305. D. Quels sont les effets des différents corps sur les globules?

R. L'eau les rend transparents, — les alcalis les dissolvent, — les acides les attaquent, à l'exception du noyau, — la bile les dissout rapidement (cholate et choléate de soude), — l'éther sulfurique les détruit, — les sels neutres ne les dissolvent pas, — l'alcool faible ne les détruit pas.

306. D. Qu'est-ce que la globuline?

R. C'est une combinaison d'albumine et de fibrine.

307. D. Sur quatre cents globules rouges. combien de globules blancs ?

R. Un globule blanc dans le sang normal.

308. D. Qu'est-ce que l'urée ?

R. C'est le dernier degré d'oxydation qu'éprouvent les matériaux azotés devenus impropres à la vie.

309. D. En quoi le sang diffère-t-il du chyle et de la lymphe ?

R. En ce qu'il renferme de l'azote, de l'oxygène et de l'acide carbonique ?

310. D. Le chiffre de la fibrine est-il en rapport avec le chiffre des globules ?

R. Non. Ces deux corps ont une existence indépendante.

311. D. Quelles sont les maladies caractérisées par l'augmentation de la fibrine ?

R. Pneumonie, rhumatisme, pleurésie, chlorose, péritonite, érysipèle, bronchite, amygdalite.

312. D. L'excès de fibrine est-il la cause de la phlegmasie ?

R. Non, il n'en est que l'effet.

313. D. D'où vient la couenne inflammatoire ?

R. La couenne inflammatoire provient d'un excès de fibrine coagulée?

314. D. Quelle est la condition indispensable pour qu'un sang devienne couenneux.

R. Il faut que les globules se précipitent rapidement dans les couches inférieures, et avant que la coagulation ait eu le temps de se faire et d'empêcher leur chute en les emprisonnant.

315. D. Que devient la densité du sérum dans la fièvre typhoïde?

R. Elle est très-diminuée, et il n'y a pas de couenne parce qu'il n'y a pas augmentation de fibrine.

316. D. Combien de globules dans l'état d'anémie?

R. De cent vingt-sept, le chiffre des globules descend à cent neuf, à soixante-cinq, et même à vingt-huit pour mille.

317. D. Quelle est la cause des hydropisies?

R. La diminution de l'albumine dans le sang.

318. D. L'albumine a pour chiffre soixante-dix à l'état normal, combien peut-elle avoir dans les maladies?

R. Soixante-trois, soixante et un, cinquante-huit, quarante-quatre.

319. D. Quelles sont les parties du sang qui contiennent les matières grasses?

R. Surtout les globules.

320. D. Que fait le chlorure de sodium mêlé à l'albumine?

R. Il prévient la dissolution des globules et favorise la dissolution et la métamorphose de certains éléments organiques au moyen de l'oxygène.

321. D. Quelle est la quantité de phosphate de chaux à l'état physiologique?

R. 0,40, 0,30, mais il monte à 0,54 dans l'anémie.

322. D. Dans quelle partie du sang se trouvent les sels à base de potasse?

R. Dans les globules, tandis que la soude et ses sels sont quatre fois plus abondants dans le plasma.

323. D. Dans quel cas l'eau du sang augmente-t-elle?

R. Dans la diète prolongée, — dans les diarrhées prolongées, — dans l'intoxication

paludéenne et saturnine, dans les — hydropisies intenses, — dans les pertes considé-
rables de sang, — dans les diathèses can-
céreuses et tuberculeuses.

324. D. Dans quelles maladies l'acide carbonique
expiré diminue-t-il ?

R. Dans la typhoïde, — rougeole, — scarlatine,
— variole.

325. D. Dans quelle maladie augmente-t-il ?

R. Phlegmasie, — purpura, — fièvre inter-
mittente (pendant l'accès).

326. D. A quoi tiennent un grand nombre d'états
paralytiques ou convulsifs ?

R. A un état de congestion ou d'anémie des
centres nerveux.

327. D. A quoi sont dus les effets sédatifs de la di-
gitale ?

R. A son influence sur la moelle allongée
(bulbe rachidien) et qui est transmise au
cœur par le pneumogastrique.

328. D. Cette théorie est-elle admise par tous les
auteurs ?

R. Non. Waller dit que c'est par le spinal que
l'influence est transmise du bulbe au cœur.

4.

329. D. A quoi sont dues la contraction et la dilatation du cœur?

R. La contraction est due à la moelle épinière
et au grand sympathique ; la dilatation est
due au bulbe rachidien et au pneumogastrique.

330. D. Qu'arrive-t-il si l'on fait passer un courant
intense d'induction dans les grands nerfs
splanchniques ?

R. Les contractions et les mouvements cessent
dans l'intestin grêle.

331. D. D'où proviennent les vasomoteurs qui pré-
sident à la contractilité des vaisseaux du
poumon ?

R. Des troncs mixtes du pneumogastrique.

332. D. Les moyens d'innervation propre à entre-
tenir le jeu des organes sont-ils les mêmes
pour tous les organes?

R. Non ; ils sont en raison directe de l'im-
portance physiologique de l'organe qu'on
considère.

333. D. Dans quel cas le ventricule gauche s'hyper-
trophie-t-il ?

R. Quand un obstacle s'oppose à l'expulsion du

sang, ainsi dans le rétrécissement de l'orifice aortique.

334. D. Les artères sont-elles plus élastiques longi-
tudinalement que transversalement ?

R. Dans leur sens longitudinal elles sont plus
élastiques.

335 D. Qu'appelle-t-on piézomètre ?

R. Un instrument destiné à mesurer la pres-
sion des liquides.

336. D. Qu'est-ce que le manomètre ?

R. C'est un instrument qui sert à évaluer les
pressions des liquides ou les tensions des
gaz.

337. D. Dans quelles maladies entend on le bruit
de souffle ?

R. Dans la chlorose, l'anémie, les cachexies,
les tumeurs anévrismales , les tumeurs
érectiles et anévrismes variqueux.

338. D. Quelles sont les expériences de Weber sur
le bruit de souffle ?

R. Il a constaté que le bruit de souffle a lieu
quand un conduit s'élargit brusquement,
— que le courant est plus rapide, — que

le liquide est plus dense et moins visqueux,

— que le tube est plus mince et plus large.

339. D. Quelle est la cause du souffle selon d'autres auteurs ?

R. C'est le changement brusque de tension.

340. D. A quoi est due la marche du sang dans les capillaires ?

R. C'est à la force du cœur transformée en tension artérielle.

341. D. Que fait l'ammoniaque sur les capillaires ?

R. Il les fait contracter l'eau salée ; les fait dilater.

342. D. A quoi sont dues l'algidité et la chaleur fébrile ?

R. La première à la contraction de tous les vaisseaux, et la seconde à leur relâchement.

343. D. Pourquoi dans la fièvre le cœur bat-il plus vite ?

R. C'est parce que la tension artérielle est faible ?

344. D. A quoi est due l'accélération du sang dans l'état fébrile ?

R. A ce qu'il y a moins de résistance dans les capillaires, et non à ce qu'il y a

une force d'impulsion plus grande dans le
sang.

345. D. Quelle différence y a-t-il entre les filets du
grand sympathique et les filets de la corde
du tympan sur les capillaires de la glande
sous-maxillaire ?

R. C'est que les premiers font contracter les
capillaires, et ceux de la corde du tympan
les font relâcher.

346. D. Comment sont les tensions artérielles et vei-
neuses entre elles ?

R. Elles sont toujours en raison inverse, et
c'est l'état des capillaires qui règle leur
différence.

347. D. Quelles sont les forces qui produisent la
circulation veineuse?

R. Action du cœur, les valvules, la pesanteur,
l'aspiration thoracique, l'action musculaire·

348. D. Quand observe-t-on le pouls veineux?

R. Quand le sang passe facilement à travers
les capillaires.

349. D. Quelles sont les veines qui n'ont pas de valvules ?

R. Tout le système de la veine porte, les veines

pulmonaires, les veines caves supérieures et inférieures.

350. D. Quel est le signe anatomique de la mort par asphyxie?

R. L'engorgement des cavités droites du cœur.

351. D. Combien y a-t-il de classes de sécrétions?

R. Six : liquides séreux, — muqueux, — gras et huileux, — albumineux, — liquide contenant beaucoup de sels et de substances animales particulières (larmes, urine, salive et bile), — liquides dans lesquels les acides prédominent (sueur).

352. D. Quels sont les liquides albumineux?

R. Le suc pancréatique, — sperme.

353. D. Quels sont les liquides séreux ?

R. Sérosité du tissu cellulaire, — liquide des membranes séreuses et articulaires, — du labyrinthe de l'oreille, — des chambres de l'œil, de la capsule cristalline.

354. D. Quels sont les liquides muqueux ?

R. Ce sont ceux qui contiennent du mucus animal (mucus du tube digestif des organes génito-urinaires et des voies respiratoires).

355. D. Que renferme le liquide séreux ?

R. Il est composé d'une grande quantité d'eau, d'un peu d'albumine dissoute et de sels.

356. D. Quels sont les liquides gras et huileux ?

R. Graisse du tissu cellulaire, — liquide des cryptes de la peau, — cérumen des oreilles, — fluide gras du prépuce, — moelle des os, — fluides de l'entrée des parties génitales de la femme, — fluide des glandes de l'anus.

357. D. Quels sont les liquides qui contiennent beaucoup de sels ?

R. Les larmes, la salive, la bile et l'urine.

358. D. Combien de suc gastrique un chien sécrète-t-il en vingt-quatre heures ?

R. Une quantité de suc gastrique équivalente au dixième du poids total du corps.

359. D. Par quoi sont éliminés les acides minéraux ?

R. Par les fluides gastriques.

360. D. Par quoi sont éliminés les alcalis et les principes résineux ?

R. Par les urines.

361. D. Par quoi sont éliminés l'iodure de potassium et les sels mercuriels ?

R. Par la salive.

362. D. Qu'est-ce qu'une glande?

R. C'est une cavité close avec un conduit excréteur.

363. D. A quoi est-elle destinée?

R. A soustraire de la masse du sang qui la
traverse certains principes destinés à être
déversés à la surface de la peau ou des
membranes muqueuses.

364. D. Quels sont les éléments d'une glande ?

R. Un épithélium spécial, une substance
amorphe qui constitue les parois des tubes
sécréteurs, des nerfs, des vaisseaux sanguins et lymphatiques, des éléments fibro-
plastiques, des fibres musculaires lisses, du
tissu conjonctif, des cellules.

365. D. Comment sont les cellules du foie ?

R. Elles sont solides et sans membranes d'enveloppe.

366. D. Comment sont les vésicules de Graaf?

R. Elles sont fermées, entourées d'une enveloppe fibreuse et pourvues d'épithélium.

367. D. Comment sont les glandes en grappe ?

R. Elles sont formées de vésicules glandu-

laires, ouvertes , allongées ou arrondies,
avec un épithélium, une membrane propre
et un conduit excréteur.

368. D. Comment sont les glandes en tubes?

R. Elles sont formées de gaînes ouvertes avec
une membrane propre et un épithélium,
elles se terminent en cœcum.

369. D. Quelle est la grande classification des
glandes?

R. On les divise en follicules, glandes en tubes,
glandes en grappes.

370. D. Qu'est-ce qu'un follicule?

R. C'est une glande rudimentaire soit avec
orifice permanent, soit s'ouvrant par déhiscence.

371. D. Où trouve-t-on des follicules à orifices per-
manents?

R. Au col utérin.

372. D. Où trouve-t-on des follicules s'ouvrant de
temps à autre par déhiscence?

R. Vésicules closes de Graaf, follicules agminés (plaques de Péyer).

373. D. Comment les follicules agminés versent-
ils leur produit?

R. Par déhiscence.

374. D. Comment sont les glandes sudoripares et
cérumineuses du conduit auditif?

R. Elles sont composées de tubes enroulés et
pelotonnés sur eux-mêmes.

375. D. Où trouve-t-on des glandes à tubes droits?

R. Dans l'intestin et l'estomac.

376. D. Qu'est-ce que les glandes composées?

R. Ce sont celles qui ont la forme de réseau ;
elles sont composées de tubes ramifiés et
reliés entre eux.

377. D. Où trouve-t-on les glandes ramifiées?

R. Dans les reins et les testicules.

378. D. Donner un exemple de glandes en grappes
simples ?

R. Glandes lacrymales, glandes sébacées,
de Meibomius, de la partie inférieure du
mamelon.

379. D. En quoi les glandes en grappes simples diffèrent-elles des glandes en grappes composées?

R. C'est que les glandes composées ont un
conduit excréteur ramifié, et les glandes
en grappes simples ont un conduit excréteur non ramifié.

380. D. Quelles sont les glandes en grappes com-
    posées ?

R. Celles de la salive, le pancréas, les mam-
    maires, la glande lacrymale.

381. D. Qu'est-ce qui forme les lobes et les lobules
    dans les glandes en grappes ?

R. Les acini forment les lobules, les lobules
    forment les grappes.

382. D. Les sécrétions sont-elles en rapport avecle
    sang ?

R. Oui. Plus le sang est liquide, plus les sécré-
    tions sont abondantes ; plus le ralentisse-
    ment de la circulation dans les glandes est
    grand, plus la transsudation du sang est
    forte.

383. D. Quel nerf préside spécialement à la sécré
    tion des glandes ?

R. Le grand sympathique.

384. D. La section du pneumo-gastrique a-t-elle une
    influence sur la sécrétion du suc gastrique ?

R. Non, la sécrétion continue.

385. D. Qu'arrive-t-il quand on coupe le triju-
    meau ? La salive et les larmes continuent-
    elles à être sécrétées ?

R. Oui.

386. D. Si la moelle est paralysée dans son tiers inférieur, le sperme cesse-t-il de se produire ?

R. Non. C'est bien là ce qui prouve que dans tous ces cas c'est le grand sympathique qui est l'agent de la sécrétion des glandes.

387. D. Quelle est la composition du lait ?

R. Il est composé de principes gras, de matières sucrées, de sels organiques, d'eau et de matières azotées (albumine, caséine).

388. D. A quoi sert la coagulation du lait dans l'estomac ?

R. A retarder la marche du lait dans le canal digestif, afin qu'il soit suffisamment élaboré avant de passer dans les veines.

389. D. Quelle est la composition du lait de femme ?

R. Substance saline, 0,15 ; beurre, 2,90 ; sucre de lait, 3,2 ; eau, 86,7.

390. D. Quelle est l'action des matières résineuses des épices sur la bile ?

R. Elles la font augmenter ; l'essence de térébenthine lui donne une odeur résineuse particulière.

391. D. Si l'on injecte du sucre de canne ou de raisin dans le sang, où le retrouve-t-on ?

R. Dans la bile et l'urine.

392. D. A-t-on retrouvé la quinine dans la bile ?

R. Non.

393. D. L'acide arsénieux se retrouve-t-il dans la bile ?

R. Non.

394. D. Quelles sont les parties résorbables de la bile ?

R. L'eau, le chlorure de sodium, le fer, le soufre, la soude, lactate, carbonate de soude.

395. D. La cholestérine est-elle résorbable ?

R. Non, elle est seulement excrémentitielle.

396. D. Qu'est-ce qui résulte de là ?

R. C'est qu'elle forme le plus grand nombre des calculs biliaires.

397. D. De quoi est composée chimiquement la bile ?

R. Elle contient surtout des matières carbonées et hydrogénées associées à de la soude.

398. D. Comment l'organisme se débarrasse-t-il du carbone et de l'hydrogène ?

R. Il les rejette par les poumons comme eau et comme acide carbonique.

399. D. Pendant la vie intra-utérine quel rôle joue le foie ?

R. Il joue le rôle du poumon, il épure le sang.

400. D. Quelle est la matière la plus riche en azote ?

R. L'urée, dont la densité est 1,35.

401. D. Qu'arrive-t-il à l'urée quand on ajoute beaucoup de chlorure de sodium aux aliments ?

R. L'urée augmente beaucoup.

402. D. Quelle est la quantité d'urée excrétée en vingt-quatre heures ?

R. 18 grammes pour les hommes, 19 grammes pour les femmes, 8 pour les vieillards.

403. D. Quelle est la proportion d'urée dans le sang normal ?

R. 0,018 pour 100.

404. D. D'où provient l'urée du sang ?

R. De l'oxydation dans le sang d'une partie des aliments azotés. Elle est la dernière oxydation des matières azotées et devenues impropres à la vie.

405. D. Cette oxydation n'a-t-elle lieu que dans le sang ?

R. Elle a lieu aussi dans les tissus mêmes,

dans les organes sur place, partout où les
matériaux ont besoin d'être renouvelés.

406. D. Qu'est-ce que la créatine et la créatinine?

R. Ce sont des substances excrémentitielles
azotées qui se forment dans le tissu musculaire et qui résultent de la désassimila-
tion des principes de la viande et de la
chair.

407. D. Que trouve-t-on dans l'urine?

R. L'urée, l'acide urique, l'acide lactique, l'acide
formique, créatine, créatinine, le chlorure
de sodium, des sulfates et phosphates alca-
lins, phosphates ammoniaco-magnésiens,
des débris de muqueuse, du mucus.

408. D. Que devient la quantité de mucus dans les
catarrhes de la vessie?

R. Elle augmente beaucoup, ainsi que dans
les affections de la prostate.

409. D. Quelles sont les matières colorantes de
l'urine?

R. L'uroxanthine, l'uroïdine, l'uroglaucine.

410. D. Dans l'état pathologique que peut-on trouver dans l'urine?

R. La bile, le sang, le pus, de l'albumine, du
sucre, des zoospermes.

411. D. Dans quelles maladies l'urine peut-elle devenir albumineuse?

R. Dans les hydropisies, les maladies du cœur, la maladie de Brieght, les maladies aiguës fébriles, les congestions du rein.

412. D. Comment l'albumine passe-t-elle dans les urines?

R. Quand elle est altérée et qu'il y a beaucoup d'eau dans le sang, qu'elle devient soluble, non assimilable, qu'elle est caséiforme ; une autre cause, c'est une lésion du système nerveux.

413. D. Dans quel cas l'eau de l'urine augmente-t-elle?

R. Dans différents états nerveux, le diabète, la polydipsie.

414. D. Dans quel cas diminue-t-elle?

R. Dans le cas de sueurs abondantes, de régime excitant, de maladies du cœur et du poumon.

415. D. Dans quel cas la quantité d'urée diminue-t-elle?

R. Anémie, chlorose, diabète, phlegmasies, fièvres.

416. D. Comment l'urine devient-elle alcaline?

R. C'est quand l'urée se transforme en carbonate d'ammoniaque.

417. D. Comment est l'urine des carnivores?

R. Acide; celle des herbivores alcaline.

418. D. Quelles sont les substances qui passent dans
les urines sans changement d'état?

R. Le silicate de potasse, le sous-borate de soude,
le carbonate et nitrate de potasse (la gomme-
gutte, garance, rhubarbe, indigo); ces principes colorants passent en nature.

419. D. En quoi le sang de la veine splénique diffère-t-il de l'autre sang?

R. Parce qu'il contient une plus grande quantité de fibrine et d'albumine, et qu'il renferme moins de globules qui se trouvent
dissous.

420. D. Quelles sont les parties constituantes de
l'œuf dans l'ovaire?

R. Vésicule germinative, vitellus, membrane
vitelline.

421. D. Par quoi est constitué le blastoderme?

R. Par des cellules qui sont produites par le
vitellus qui se fractionne.

422. D. Quel est le siége de la faim?

R. L'on n'a pu le déterminer.

423. **D.** Quel est le siége de la soif?

R. La sensation est rapportée au pharynx et est due au dessèchement de cet organe. L'on peut dire d'une manière générale qu'elle tient à l'état du sang.

424. **D.** Que faut-il pour qu'une substance soit alimentaire?

R. Il faut qu'elle soit soluble dans les sucs digestifs.

425. **D.** Faire l'analyse de la chair de bœuf.

R. Eau, 76; gélatine albumine, 4; fibrine, 16; graisse en proportions diverses.

426. **D.** Quelles sont les matières grasses de l'œuf?

R. Cholesterine, margarine, oléine.

427. **D.** Quelles sont les matières azotées de l'œuf?

R. Albumine, vitelline.

428. **D.** Quelle est la matière azotée du lait?

R. La caséine.

429. **D.** Quels sont les principes azotés d'origine végétale?

R. L'albumine, gluten, caséine.

430. **D.** Quels sont les principes non azotés d'origine végétale?

R. Fécule, cellulose, matières grasses , dextrine, glycose, sels.

431. D. A quel degré l'albumine se coagule-t-elle?

R. A 70°.

432. D. Par quoi précipite-t-on l'albumine?

R. Par l'alcool, la chaleur, les acides, les sels
métalliques, le tannin.

433. D. Qu'est-ce que la fibrine?

R. C'est le premier degré d'oxygénation de
l'albumine; elle est la base des muscles.

434. D. La caséine se coagule-t-elle par la chaleur?

R. Non, mais par les acides peu énergiques.

435. D. Quels sont les principes immédiats d'origine végétale non azotés?

R. Huile, pectine (gélatine des fruits), gomme,
sucre (ou glycose), dextrine (fécule rendue
soluble), amidon, fécule.

436. D. Peut-on vivre de matières non azotées?

R. Non. Magendie a prouvé qu'un chien que
l'on nourrit avec du beurre, huile, gomme,
meurt au bout de trente jours.

437. D. Quels sont les muscles masticateurs?

R. Le temporal, masseter, ptérygoïdien, ventre
antérieur du digastrique mylo-hyoïdien.

438. D. Par quoi sont animées les lèvres et les joues?

R. Par le facial, par rameaux sous-orbitaires, buccaux et mentonniers.

439. D. En quoi consiste la déglutition?

R. A faire passer l'aliment dans l'estomac par une succession d'actes musculaires ; la déglutition se divise en trois temps, le premier est seul soumis à la volonté.

440. D. Quels sont les trois temps de la déglutition?

R. Le premier consiste à faire passer l'aliment de la cavité buccale dans l'isthme du gosier; au deuxième, l'aliment descend dans le pharynx qui s'avance pour le saisir ; au troisième, l'aliment parcourt l'œsophage.

441. D. Par quoi est produit le vomissement?

R. Par une contraction du diaphragme et des muscles abdominaux en même temps.

442. D. En quoi consiste l'expérience de Magendie?

R. Magendie a remplacé l'estomac par une vessie et les vomissements ont encore eu lieu.

443. D. Comment ont lieu les mouvements de l'intestin grêle?

R. Par les fibres longitudinales et circulaires.

444. D. Combien l'homme sécrète-t-il de salive par jour ?

R. Un kilogramme.

445. D. Qu'est-ce que le suc intestinal ?

R. C'est un liquide alcalin ; il émulsionne les graisses et rend la fécule soluble.

446. D. En quoi consiste la digestion cœcale ?

R. Les matières grasses ne sont pas dissoutes dans le cœcum, mais seulement les matières albuminoïdes ; mais l'action est presque nulle.

447. D. Où a lieu l'absorption des aliments?

R. Dans le tube digestif, l'œsophage, dans l'estomac, dans l'intestin grêle.

448. D. Comment est le chyle ?

R. Il est blanc, lactescent ; il se coagule comme le sang, à l'air ; il rougit, cela tient aux globules du sang qu'il renferme accidentellement.

449. D. Quelles sont les matières qu'absorbent les chylifères?

R. Les matières grasses et les matières amylacées.

450. D. Quelle est la cause de la circulation de la lymphe?

R. La contraction des chylifères, leurs valvules nombreuses, la contraction musculaire, la respiration, et le *vis a tergo*.

CHAPITRE V.

HISTOLOGIE.

451. D. Qu'est-ce que l'histologie?

R. C'est l'histoire des tissus organiques.

452. D. Qu'est-ce que la musculine?

R. C'est la fibrine des muscles.

453. D. Comment divise-t-on le tissu musculaire?

R. En fibres musculaires lisses et en fibres striées.

454. D. Qu'appelle-t-on le sarcolemme ou myolemme?

R. C'est l'enveloppe spéciale, tubuleuse des faisceaux musculaires primitifs; elle est plus résistante que les fibriles.

455. D. Les vaisseaux capillaires pénètrent-ils dans les faisceaux striés?

R. Non; ils ne font que ramper sur le sarcolemme.

456. D. Comment se fait la génération des os ?

R. La génération osseuse se fait par substitution ou par envahissement.

457. D. Par quoi est précédée la substance osseuse ?

R. Par du tissu cartilagineux ; la substance
osseuse se développe dans l'épaisseur du
cartilage et le remplace : c'est la génération
par substitution.

458. D. Quels sont les os qui naissent ainsi ?

R. Ceux du tronc et de la base du crâne.

459. D. Comment se fait la génération de l'os par
envahissement?

R. Elle n'est pas précédée par la substance cartilagineuse; elle se fait au fur et à mesure
que la substance cartilagineuse se produit.
Elle a lieu pour les os de la tête, pariétaux,
frontal, etc.

460. D. Qu'est-ce que l'épithélium ?

R. C'est l'épiderme des membranes muqueuses.

461. D. Par quoi est-il caractérisé ?

R. Par des cellules, ou noyaux libres, situées à
la surface des membranes tégumentaires
muqueuses.

462. D. Comment divise-t-on l'épithélium?

R. En épithélium nucléaire, épithélium sphérique, épithélium cylindrique, épithélium prismatique, pavimenteux, mixte.

463. D. Où trouve-t-on l'épithélium pavimenteux?

R. A la surface de la peau, au cristallin et à la cornée, ongles, épiderme.

464. D. Sous quelle forme se présente-t-il?

R. Sous une forme polyédrique, polygonale, aplatie.

465. D. Où trouve-t-on l'épithélium nucléaire?

R. Il se trouve à la surface interne des vésicules closes, des glandes dépourvues de conduit excréteur et de plusieurs glandes en grappes, follicules du corps de l'utérus, mamelles, glandes sudoripares.

466. D. Qu'est-ce que le derme ou chorion?

R. C'est le tissu de la peau; il est blanc, résistant; il renferme un grand nombre de fibres entre-croisées; sa face externe, parsemée de papilles rougeâtres, est recouverte par l'épiderme; sa face interne est soudée aux parties voisines par du tissu lamineux.

467. D. Qu'est-ce que l'épiderme?

R. Une membrane qui recouvre le derme; elle renferme un grand nombre de dépressions destinées à recevoir les papilles du derme;

elle est formée de cellules épithéliales, mais
ces cellules n'ont pas la même structure
ni la même consistance que l'épithélium
des muqueuses.

468. D. Qu'est-ce que le tissu dartoïde ?

R. C'est un tissu lamineux composé de fibres-
cellules, qui lui donnent une très·grande
propriété contractile sous une influence
morale, ou sous l'influence du froid, ou
par le chatouillement.

469. D. Quels sont les principaux tissus de l'éco-
nomie?

R. Tissus osseux, médullaire, cartilagineux,
lamineux, adipeux, fibreux, élastique, séreux, tendineux, musculaire, artériel, veineux, érectile, nerveux.

470. D. Qu'est-ce que l'élément anatomique?

R. Ce sont de petits corps ronds, de formes
différentes, dont les éléments agissent d'une
manière différente et invariable, en pré-
sence des réactifs chimiques.

471. D. Que trouve-t-on dans chaque tissu?

R. Un élément anatomique qui lui est propre,
et des éléments accessoires.

472. D. Donner des exemples d'éléments accessoires.

R. L'épithélium, les ongles, les poils, l'ovule, les spermatozoïdes sont des éléments accessoires ou produits.

473. D. Quels sont les éléments constituants ou fondamentaux ?

R. Les tissus muqueux, musculaires, nerveux, osseux, etc.

474. D. Quelle est la forme des cellules ?

R. Elles sont, en général, arrondies ou ovales ; longueur, $0^m,01$ et moins ; elles sont pleines ou vides, avec noyaux ou sans noyaux, avec nucléole et avec granulation, ou sans granulation et sans nucléole.

475. D. Qu'appelle-t-on mouvement brownien ?

R. C'est un mouvement particulier, propre aux granulations, dans l'intérieur de la cellule pleine de liquide.

476. D. Qu'est-ce que le blastème ?

R. C'est un liquide qui baigne les éléments anatomiques, qui exsude des cellules et est en dehors des vaisseaux.

477. D. Qu'appelle-t-on cellules embryonnaires ?

R. Ce sont celles qui forment la tache embryonnaire et qui sont remplacées par les éléments embryo-plastiques.

478. D. Par quoi est formé le tissu osseux?

R. De deux éléments : d'un élément anatomique fondamental, amorphe, calcaire,
creusé de petites cavités et de canaux, et
d'un élément anatomique accessoire.

479. D. Comment grossissent les os ?

R. Par le blastème qui exsude de la face externe du périoste.

480. D. Quels sont les éléments accessoires de l'os ?

R. Les nerfs, la moelle et les vaisseaux.

481. D. Qu'est-ce que le myéloplaxe?

R. C'est un élément accessoire de la moelle ;
on le trouve dans les os courts ou plats.

482. D. Combien y a-t-il d'espèces de fibres nerveuses ?

R. Trois : l'adipeuse, la sanguine et la gélati-
niforme.

483. D. La moelle apparaît-elle avant le tissu
osseux?

R. Non ; l'os d'abord est plein et se creuse ensuite de cavités que la moelle remplit.

484. D. Qu'est-ce que le tissu lamineux ?

R. C'est du tissu cellulaire. Il est blanc, mou,
et non élastique ; il est situé entre les organes pour faciliter leurs glissements ; il

est composé de fibres lamineuses aplaties.

485. D. Qu'est-ce que le tissu adipeux?

R. C'est le tissu graisseux, il est parsemé de cellules adipeuses qui sont son élément anatomique fondamental ; la cellule adipeuse est jaune et remplie de graisse.

486. D. Où trouve-t-on le tissu dartoïque?

R. Au vagin et au dartos.

487. D. Comment apparaissent les vaisseaux capillaires ?

R. Sur place et de toute pièce.

488. D. Où trouve-t-on le tissu érectile?

R. Aux organes génitaux.

489. D. Que trouve-t-on dans le tissu nerveux?

R. Des tubes nerveux pleins de substance médullaire.

490. D. Où trouve-t-on l'élément myélocyte?

R. Seulement dans le tissu nerveux; on le divise en myélocytes à cellules et à noyaux.

491. D. En quoi les parenchymes se distinguent-ils des tissus propres ?

R. Parce qu'ils ne se régénèrent pas, et qu'ils n'ont pas un élément anatomique fondamental, que leurs vésicules sont closes et tapissées d'épithélium.

492. D. Comment divise-t-on les parenchymes ?

R. En parenchymes glandulaires et en parenchymes non glandulaires ; les parenchymes glandulaies fabriquent de toute
pièce et sur place de nouveaux produits ;
les parenchymes non glandulaires ne font
que les extraire du sang où ils sont for-
més de toute pièce.

493. D. Combien y a-t-il d'espèces de glandes ?

R. Glandes sanguines vasculaires qui n'ont
point de conduit excréteur , glandes en
grappes avec conduit excréteur, et glandes
folliculeuses.

494. D. Comment se divisent les glandes folliculeuses ?

R. Follicules droits, follicules enroulés, glo-
mérulaires : les follicules droits sont situés dans l'estomac, le gros intestin, l'intestin grêle, col de l'utérus, le corps de
l'utérus, les voies biliaires, canal déférent ;
— les follicules enroulés sont situés à la
paume de la main, à la plante des pieds, à
la peau (glandes sudoripares , et sérumi-
neuses du conduit auditif externe).

495. D. Comment divise - t - on les glandes en
grappes ?

R. En glandes en grappes simples et glandes en
grappes composées : les glandes en grappes
simples sont les glandes sébacées, de Mei
bomius, œsophagiennes, de la conjonctive,
de Morgagni ; elles sont formées d'un aci-
nus placé à l'extrémité d'un canal excréteur ; quand il y a plusieurs acini, la glande
est composée.

496. D. Quelles sont les glandes en grappes composées ?

R. Les glandes lacrymales salivaires de Brunner, le pancréas, glandes de Cooper, les
mammaires et vulvo-vaginales.

497. D. Où sont situées les glandes vulvo-vaginales ?

R. Dans l'épaisseur des grandes lèvres.

498. D. Quelles sont les fonctions du foie ?

R. La sécrétion de la bile et la fabrication du
sucre ; aussi pour cela se compose-t-il de
deux sortes de glandes, dont les unes,
glandes en grappes, fabriquent la bile ; les
autres, glandes vasculaires, fabriquent le
sucre.

499. D. Qu'est-ce qui produit le sucre dans le foie ?

R. C'est la matière glycogène qui résulte du contact des vaisseaux sanguins avec les cellules hépatiques; de ce contact naît une transsudation du plasma du sang à travers les parois des vaisseaux, le glycogène.

500. D. Peut-on préparer la matière glycogène?

R. Oui. On broie le foie, et après plusieurs traitements par l'acool on obtient le glycogène, et on le traite par l'acide sulfurique étendu, et l'on a la glycose ou sucre de raisin ou d'amidon.

501. D. Qu'arrive-t-il si l'on pique la moelle au-dessus du pneumogastrique ?

R. Le foie sécrète beaucoup plus de sucre ; ce sucre passe du sang dans les urines; si, au contraire , on coupe le pneumogastrique au-dessus des filets qui se rendent aux poumons, le sucre ne se forme plus dans le foie.

502. D. Quelles sont les glandes vasculaires sanguines ?

R. La rate, le thymus, le corps thyroïde, capsules surrénales, plaques de Peyer, ganglions lymphatiques, corps pituitaire.

503. D. En quoi les glandes vasculaires sanguines diffèrent-elles des glandes en grappes?

R. En ce que les vésicules qui les constituent sont closes, et qu'elles n'ont pas de canaux excréteurs.

504. D. De quoi est formé l'ovule de l'œuf?

R. D'une membrane vitelline, du vitellus, de la vésicule germinative et de la tache germinative.

505. D. Qu'est-ce que la vésicule germinative?

R. C'est une vésicule de $0^{mm}035$ à $0^{mm}040$ de diamètre, transparente; elle est située d'a bord au centre du vitellus, puis ensuite elle se rapproche de la périphérie; elle contient dans son intérieur un liquide albumineux.

FIN DU PREMIER EXAMEN DE DOCTORAT

CHEZ LE MÊME ÉDITEUR

Recherches sur le bruit de souffle dans les
maladies du cœur.. 4

Recueil de questions posées aux examens de médecine, 1er de doctorat. 2 volumes................... 3

Recueil de questions posées aux examens de médecine, 2e et 5e de doctorat. 2 volumes............ 3

Recueil de questions posées aux examens de médecine, sur les accouchements. 2 volumes.......... 3

Recueil de questions posées aux examens de médecine, 3e de doctorat. 2 volumes.................... 3

SOUS PRESSE :

4e Examen de doctorat.
**Nouveau traitement des anévrismes ex-
ternes.**
La circulation universelle, ou Principe de vie.

CHEZ DENTU, AU PALAIS-ROYAL

L'arbre de la science................................. 4
La fin du monde par la science, 2e édition..... 1 50
Le Christ et le Pape.................................. 1
Lamoricière et la contre-révolution............ 1

SOUS PRESSE

L'arbre de vie.
Le Réveil des nationalités par l'alliance franco-
russe.

Imprimerie de L. TOINON et Cie, à Saint-Germain

9 782329 596808